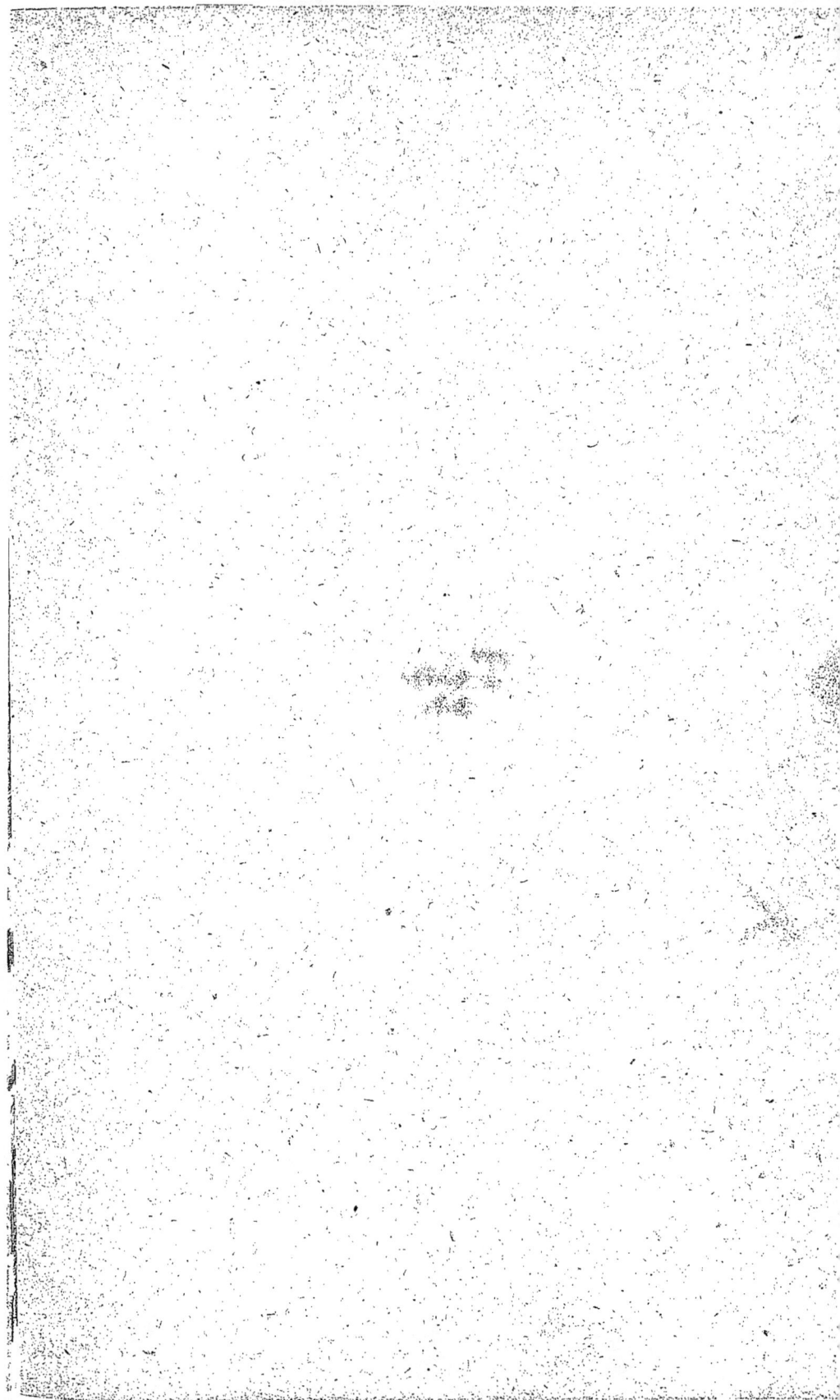

CONSIDÉRATIONS

SUR

LA SYPHILIS,

ET

MOYENS D'EN PRÉVENIR LA PROPAGATION,

Par M. POUYAGUT AÎNÉ, Médecin.

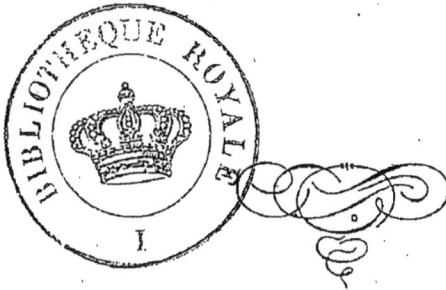

TOULOUSE,

IMPRIMERIE DE JEAN-MATTHIEU DOULADOURE,

RUE SAINT-ROME, 41.

1847.

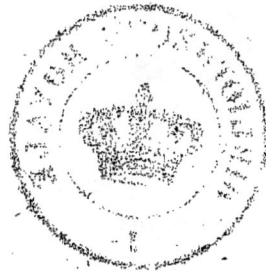

CONSIDÉRATIONS

SUR

LA SYPHILIS,

ET

MOYENS D'EN PRÉVENIR LA PROPAGATION.

> Ille solus morbos curavit, qui eorum causas cognovit, noscere enim causam morborum est arcanum.
>
> (HALLER.)

Nous ne nous arrêterons pas à discuter dans cet article l'origine de la syphilis, parce que la solution de cette question n'est d'aucune importance pour celui qui veut seulement savoir par quels moyens l'on peut s'en préserver ou s'en guérir lorsqu'on en est affecté. D'ailleurs l'origine de cette maladie est très-obscure; et, après bien des recherches et des discussions, on est encore à savoir si elle a été apportée d'Amérique par les Européens, ou si ces derniers l'ont eux-mêmes portée en Amérique, ou enfin si elle s'est développée spontanément parmi nous.

Quoi qu'il en soit de ces questions, la maladie

syphilitique se compose d'une foule de phénomènes morbides, dont la plupart se manifestent à la surface du corps. Ces phénomènes ou symptômes sont ou primitifs, ou consécutifs. On les appelle primitifs, quand ils se manifestent très-peu de temps après l'infection, et consécutifs quand la syphilis, n'ayant pas été bien traitée dès le principe, se renouvelle et devient plus générale.

Parmi les symptômes de la syphilis primitive, on trouve d'abord l'inflammation de la membrane muqueuse qui a été mise en contact avec des parties infectées. Dans cette inflammation il existe, comme dans toutes les autres, un sentiment de douleur, de démangeaison, de chaleur; la sécrétion des mucosités, d'abord tarie, devient ensuite plus abondante. Quoique toutes les membranes muqueuses soient susceptibles de contracter cette inflammation, celle du canal de l'urètre chez l'homme, de la vulve et de l'urètre chez la femme, en sont le siége le plus ordinaire, parce que ces parties sont, plus que toutes les autres, exposées au contact par lequel cette affection se communique. L'irritation urétrale et vaginale est alors accompagnée d'un écoulement blanchâtre, qui survient ordinairement du troisième au huitième jour après l'infection. C'est à cet écoulement qu'on donne le nom de blennorrhagie, de gonorrhée. La blennorrhagie est la forme la plus fréquente et en même temps la plus simple et la plus bénigne de la syphilis; elle est à la muqueuse de l'urètre et du vagin ce qu'est un catarrhe à la muqueuse du nez. On a mis cette forme, ou plutôt ce catarrhe au rang de la syphilis, parce qu'un individu qui en

est affecté communique souvent à un autre individu un bubon, un chancre, au lieu d'un catarrhe
analogue.

Le bubon est une tumeur qui se manifeste aux
glandes des aines, rarement à celles des aisselles,
surtout dans la syphilis primitive, à moins que les
doigts n'aient été mis en contact avec des parties
infectées, comme cela peut arriver aux accoucheurs,
aux sages-femmes, etc. Le bubon augmente de
volume pendant huit ou neuf jours, puis il se
dissipe ou passe à l'état chronique, et présente
les mêmes caractères qu'une tumeur scrofuleuse
indolente.

D'autres fois la blennorrhagie donne lieu à un
chancre. Un petit bouton se manifeste sur la membrane muqueuse du prépuce, du gland, de la vulve,
du clitoris, etc. Ce bouton occasionne d'abord de la
démangeaison, puis il blanchit vers la pointe, se
rompt, et laisse un ulcère plus ou moins large avec
des bords taillés à pic, ainsi que le sont d'ailleurs
tous les ulcères des membranes muqueuses ; qu'il
soit l'effet d'une affection syphilitique ou qu'il ne
le soit pas, cet ulcère s'étend plutôt en largeur
qu'en profondeur. Le chancre ne se transmet pas
seulement par le pus de la blennorrhagie, il se
communique aussi par le pus d'un autre chancre.

Dans quelques circonstances, ce sont des végétations pustuleuses qui se développent sur la peau
dans le voisinage des parties qui ont été infectées ;
mais quand ces pustules surviennent dans des points
éloignés, elles ne sont plus primitives, et elles ont
généralement alors une couleur cuivreuse. Quand
elles sont primitives, on les trouve fréquemment

sur le prépuce, autour de la marge de l'anus et de la vulve.

Les quatre symptômes que nous venons d'énumérer, savoir : la blennorrhagie, les bubons, les chancres et les végétations pustuleuses, se montrent ou seuls ou plusieurs simultanément. Ainsi on peut voir un individu attaqué en même temps d'écoulement par le canal de l'urètre et de bubons aux aines, d'écoulement et de chancres, etc. Il arrive assez souvent que la blennorrhagie s'arrête tout à coup et qu'elle se trouve remplacée par un engorgement des testicules; c'est ce qu'on appelle improprement chaude-pisse tombée dans les bourses; quelquefois la blennorrhagie et l'engorgement des testicules existent en même temps.

La syphilis consécutive ou la vérole est celle qui, ainsi qu'on l'a vu plus haut, survient à la suite de la primitive, à une époque plus ou moins éloignée de l'infection, et quand la guérison des premiers symptômes n'a pas été complète. On la divise encore en syphilis ou vérole consécutive simple; c'est celle qui a lieu toutes les fois que les phénomènes syphilitiques surviennent peu de temps après la disparition des premiers symptômes; et en syphilis constitutionnelle, qui ne se déclare qu'après plusieurs mois, et même après une ou plusieurs années. On lui donne alors le nom de constitutionnelle, parce qu'on suppose que la maladie est devenue générale et qu'elle a envahi toute la constitution.

Les signes auxquels on peut reconnaître la syphilis consécutive se manifestent ordinairement dans l'ordre suivant: ce sont des ulcères qui reparaissent quelquefois aux parties sexuelles, d'autres qui surviennent aux lèvres, à l'arrière-bouche, aux amygdales, au voile du palais, aux fosses nasales (ces ulcères de la bouche peuvent être primitifs ou consécutifs : primitifs, quand ils sont la suite d'un contact immédiat; consécutifs, dans toute autre circonstance); des raghades ou fissures à l'extrémité du rectum, aux mains, autour des orteils; des bubons aux aines, et quelquefois aux aisselles et au cou; des pustules à la peau, croûteuses, sèches ou suppurées, de formes diverses, et le plus souvent d'une couleur violacée, jaune ou cuivrée; des excroissances et des végétations pustuleuses aux parties sexuelles, et qui, suivant qu'elles sont isolées ou groupées ensemble, prennent différents noms, tels que ceux de poireaux, de crêtes de coq, de fraises, de choux-fleurs, etc.; des douleurs dans les os augmentant pendant la nuit, par le séjour au lit : ces douleurs, qu'on nomme ostéocopes, se font principalement sentir dans les os qui se trouvent immédiatement sous la peau, tels que ceux du crâne, du nez, les clavicules, le sternum, les tibia. Il se développe quelquefois sur ces mêmes os des tumeurs dures, plus ou moins arrondies, douloureuses, et elles peuvent aboutir à la carie, à la nécrose, à un ramollissement des os accompagnée de suppuration abondante. Le gonflement est d'abord produit par l'inflammation du périoste; l'irritation de celui-ci passe à la substance osseuse et la détruit. On observe encore des douleurs de tête plus ou moins violentes, des ophthalmies opiniâtres qui peuvent entraîner la perte des organes de la vision; on voit des sarcocèles ou engorgements des testicules, la chute prématurée des cheveux; quelquefois la chute des ongles, la contracture et le tremblement des membres, quelquefois des attaques d'épilepsie, des caries du larynx, qui donnent lieu à la raucidité et même à la perte de la voix, à la phthisie, à un marasme universel, et enfin, après de longues souffrances, à la mort.

Un pareil tableau est sans doute effrayant; nous pourrions le rendre plus sombre encore si nous voulions parler des ravages horribles que cette maladie fait chez quelques individus. J'en ai vu, dans les hôpitaux vénériens, dont les os de la mâchoire inférieure et supérieure, ceux du nez et du palais avaient été tellement détruits par la carie, que les yeux paraissaient n'être plus contenus dans les orbites; que la langue, restée comme un appendice informe, ressemblait à un lambeau de chair suspendu par sa base, en sorte que ces malheureux, défigurés d'une manière horrible, étaient obligés de se couvrir d'un masque pour n'être pas un objet d'horreur et de dégoût à eux et aux personnes mêmes les plus accoutumées à ce genre de spectacle. J'en ai vu dont les entrailles avaient été mises à nu par de larges ulcères qui avaient détruit les parois de l'abdomen. Chez plusieurs les organes sexuels sont si gravement affectés qu'ils tombent en lambeaux, ou qu'on est obligé d'en pratiquer l'excision pour arrêter les progrès du mal.

Hâtons-nous de dire néanmoins qu'il est rare aujourd'hui qu'on néglige ces maladies au point de leur laisser prendre un développement aussi effrayant, qu'il est plus rare encore de trouver réunis chez un même sujet, tous ou même le plus grand nombre des symptômes qui viennent d'être énumérés.

On en rencontre rarement plus de deux ou trois ensemble, et il suffit d'un seul caractérisé pour faire reconnaître la syphilis. Ainsi, un ulcère à la gorge, une excroissance pustuleuse sur les parties sexuelles, ou bubon consécutif, c'est-à-dire venant à la suite de la disparition des symptômes primitifs, suffiront, même pris isolément, pour l'indiquer.

Les symptômes les plus communs de la vérole sont des ulcères rebelles, des taches cuivreuses ou croûtes syphilitiques à la peau, des dartres et des végétations; puis l'alopécie, les douleurs ostéocopes, les tumeurs sur les os, la carie. Lorsque ces affections ne sont point détruites, elles pénètrent de l'extérieur à l'intérieur; les viscères participent à l'irritation de l'enveloppe du corps, mais le plus souvent on communique cette irritation aux viscères par le traitement que l'on emploie.

Quelquefois la vérole se manifeste d'une manière générale, sans qu'on ait observé aucun phénomène primitif : c'est ce qu'on appelle la vérole d'emblée, dont les symptômes sont d'ailleurs les mêmes que ceux qui viennent d'être décrits.

Des causes de la syphilis et du traitement qu'il convient de lui appliquer. — Il est indubitable que la syphilis qu'on nomme primitive se communique par le contact. Ainsi, un individu affecté de blennorrhagie peut la communiquer à un autre individu si la matière de l'écoulement se trouve en contact avec la membrane muqueuse des organes sexuels; cette même matière peut aussi donner lieu à des chancres, à des bubons. Ce n'est pas seulement par contact

des organes sexuels que la transmission peut avoir
lieu; elle est aussi communiquée par les yeux, le
nez, la bouche, le sein, l'anus, et, en un mot, par
toutes les ouvertures des membranes muqueuses
qui sont mises en rapport avec la matière contagieuse. On a vu des personnes être infectées de
chancres aux lèvres, en se servant d'un verre dans
lequel avaient bu des individus portant des chancres à la bouche ou aux lèvres; d'autres, en s'as-
seyant sur les lieux d'aisances où s'étaient assis au-
paravant des individus affectés de blennorrhagie.
Le même accident est quelquefois arrivé dans les
bains. Des baisers lascifs sur les yeux, sur la bouche, servent assez souvent de moyens de commu-
nication. Les individus affectés de blennorrhagie
qui, après avoir porté leur doigt sur leurs organes
sexuels, les reportent ensuite à leurs yeux, se sont
quelquefois inoculé à eux-mêmes une ophtalmie
vénérienne des plus violentes. Il est inutile au reste
d'énumérer plus au long les différentes manières
dont la syphilis peut se communiquer; il suffit de
savoir que l'union des deux sexes n'est pas le seul
moyen de transmission, quoiqu'il soit sans aucun
doute le plus ordinaire.

- Il existait une discussion très-vive parmi les médecins relativement à la nature de la syphilis. Tous
se sont accordés à la regarder comme contagieuse;
mais les uns admettent l'existence du virus qui
peut non-seulement développer des symptômes
syphilitiques sur les parties où il est appliqué, mais
qui peut circuler dans le corps et aller produire ses
effets sur différents points, même après un long
espace de temps; les autres rejettent au contraire

cette idée d'un virus restant plusieurs mois, et
même plusieurs années, sans donner lieu à aucun
accident, et ne faisant ensuite explosion qu'après
cet espace de temps. Dans les discussions de cette
nature, il vaut beaucoup mieux s'en tenir à ce que
démontre l'expérience, que de s'appuyer sur des
hypothèses hasardées. Or, il est certain que la
blennorrhagie est une inflammation de la membrane
muqueuse de l'urètre communiquée par un autre
blennorrhagie; il est certain que cette matière pu-
rulente qui constitue l'écoulement peut donner lieu
non-seulement à une blennorrhagie, mais encore à
d'autres formes, tels que chancres, bubons, etc.;
il est également certain qu'une inflammation du
canal de l'urètre peut être produite par divers autres corps irritants introduits dans le canal, et qu'il
en résulte un écoulement absolument semblable à
celui qui résulte du rapprochement des sexes. On
sait que la blennorrhagie, que des chancres et des
bubons se terminent quelquefois d'eux-mêmes sans
le secours d'aucun traitement, et sans qu'il en résulte aucun accident plus tard. On sait aussi que
dans certains cas où ces maladies ont été arrêtées
brusquement et dès les premiers jours de leur ap-
parition, il est survenu plus tard des symptômes
d'infection générale, et que, dans d'autres circonstances semblables, aucun accident ne s'est mani-
festé. D'après toutes ces données, qui sont positives,
il est inexact de dire que la syphilis devient toujours
constitutionnelle si on ne la traite pas convenable-
ment quand elle est primitive, et quand on n'a pas
eu recours aux médicaments appelés antisyphiliti-
ques; car il est très-rare aujourd'hui qu'une blen-

norrhagie, traitée par les émollients, sans aucune
préparation mercurielle, dégénère ensuite en vérole
constitutionnelle; et l'on est tellement convaincu
que la blennorrhagie n'est autre chose qu'une inflammation, qu'un catarrhe de la membrane muqueuse
de l'urètre, qu'un bubon n'est autre chose qu'une
inflammation glandulaire, que l'on n'emploie pas
d'autre traitement que celui auquel on a recours
dans toute autre inflammation, quelle que soit la
cause qui l'ait produite.

La question devient plus compliquée, lorsqu'il
s'agit de la syphilis constitutionnelle, dont les symptômes, ainsi que nous l'avons dit, apparaissent plusieurs semaines, plusieurs mois, et même des années après l'infection. Tous les individus ne sont
pas également susceptibles de contracter cette maladie. Il y en a même qui ne la contractent jamais, quoique s'exposant souvent et sans aucune précaution
aux causes qui la déterminent chez d'autres avec la
plus grande facilité. C'est qu'ici, comme dans toute
autre maladie, deux conditions sont requises :
d'abord, la disposition des organes et l'action des
causes; l'une ou l'autre de ces conditions venant à
manquer, la maladie ne se développe pas. Une disposition inflammatoire favorise surtout l'explosion
des symptômes vénériens, tels que les chancres, les
ulcères, les choux-fleurs, les croûtes syphilitiques,
les poireaux, les fraises, les végétations de toute
espèce, les périostoses, les exostoses, la carie, etc.
La constitution lymphatique rend, d'un autre côté,
cette maladie extrêmement rebelle, en sorte que,
chez les individus doués de cette constitution, il
devient quelquefois très-difficile de la faire dispa-

raître, quel que soit le traitement que l'on mette en usage.

Le traitement de la blennorrhagie, à son début, soit de la blennorrhagie aiguë, est en général celui qui convient dans toutes les inflammations. En conséquence, nous ordonnons des boissons émollientes, légèrement diurétiques, la tisane de chiendent avec addition de soixante à soixante-quinze centigrammes de nitre par litre de liquide; nous faisons prendre des bains de siége, des bains locaux et des bains entiers. Nous faisons garder le repos autant que possible, et si le malade est forcé de faire du mouvement, de marcher, il faut que ce ne soit qu'avec modération; car la marche, la danse, l'équitation, sont un grand obstacle à la guérison, et l'on voit même quelquefois ces causes entretenir pendant très-longtemps des écoulements qui auraient cessé beaucoup plus tôt, si les malades avaient pu ou voulu se soumettre au repos. Il est essentiel d'entretenir la liberté du ventre au moyen de lavements émollients, et non par des purgatifs qui ne feraient qu'irriter davantage. Lorsque l'inflammation est très-vive et douloureuse, on applique une vingtaine de sangsues au périnée, et l'on recouvre les piqûres avec un cataplasme émollient; on peut revenir à une seconde et même une troisième application de sangsues, si les symptômes persistent avec la même intensité.

Lorsque l'inflammation diminue et que les urines ne réveillent que peu de douleur, on peut chercher à arrêter l'écoulement. Un des moyens les plus efficaces est le baume de copahu; c'est de tous les médicaments employés contre les écoulements, tant

chroniques que récents, le seul dont l'administration ait été suivie de véritables succès. Le dégoût
qu'il inspire est insurmontable chez certains malades; mais grâce aux dragées balsamiques ou baume
de copahu de M. Fortin, pharmacien de Paris, nous
pouvons faire prendre le copahu en dragées qui
enlèvent ce qu'il y a de désagréable pour le goût et
l'odorat. La manière la plus ordinaire et la plus
simple d'administrer le baume de copahu consiste à
prendre, matin et soir, d'abord une cuillerée de la
potiou suivante :

♃ Emulsion d'amandes douces........	192 gram.
Sirop de gomme.................	64
Baume de copahu...............	64
Eau de menthe................	64
Eau de fleur d'oranger...........	32
Ether nitrique.................	8
Mèlez exactement.	

On élève ensuite cette dose progressivement jusqu'à deux, trois, quatre et même cinq cuillerées à
la fois. Il n'est pas rare de voir la blennorrhagie
s'arrêter après une huitaine de jours de ce traitement. Malgré cela, on la continuera encore pendant
quatre ou cinq jours, en diminuant progressivement
les doses, autrement l'écoulement pourrait reparaî-
tre. Lorsque ce médicament n'arrête pas l'écoulement ou qu'il ne le fait pas diminuer d'une manière
sensible, au bout de quelques jours il faut en cesser
l'usage, et s'en tenir aux boissons émollientes et au
reste du traitement conseillé plus haut. Si le baume
de copahu donnait de la diarrhée, on devrait en
diminuer la dose, et même en suspendre tout-à-fait
l'emploi durant un ou deux jours, pour le reprendre

ensuite, si le bon état du canal digestif le permettait.

Le régime des personnes atteintes de blennorrhagie doit concorder avec le reste du traitement; c'est-à-dire qu'il doit être doux, consistant plutôt en légumes qu'en viandes fortes. On doit s'abstenir du vin pur, du café, du thé et de toutes liqueurs spiritueuses. Il est superflu de dire que tout rapport avec des personnes de sexe différent doit cesser jusqu'à parfaite guérison.

Lorsque la blennorrhagie est devenue chronique, c'est-à-dire, lorsqu'elle dure depuis très-longtemps, qu'elle n'est d'ailleurs acompagnée d'aucune douleur, le traitement émollient ne réussit pas toujours; les tissus qui fournissent la matière de l'écoulement, après avoir été le siége d'une inflammation aiguë, tombent dans une espèce de relâchement, comme cela arrive ordinairement à la suite de toute espèce d'inflammation. On obtient alors d'assez bons effets des boissons légèrement astringentes, telles que l'eau ferrée, les eaux de Spa et de Vichi, les infusions légères d'écorce de chêne, etc. On donne aussi le baume de copahu de la manière qui vient d'être indiquée plus haut. Si le canal intestinal supportait mal ce traitement, on devrait le suspendre. Il arrive quelquefois que tous ces moyens sont infructueux; c'est alors qu'il est permis d'avoir recours aux injections. Pour qu'elles soient sans danger, on débutera le premier jour par des injections d'eau froide; le lendemain, on les fera avec de l'eau sucrée; le jour suivant, elles seront composées d'eau et de gros vin, le tout sucré; après cela, on n'emploiera pour injections que du vin sucré; si l'écoulement continue, on se servira d'une décoction de roses de provins coupée avec parties égales de vin; enfin, on aura recours à une décoction de racine de bistorte, ou de rathania, ou même d'écorce de chêne. Les injections doivent être répétées cinq ou six fois dans la journée. Elles conviennent également pour l'un et l'autre sexe. Il est rare que l'écoulement ne s'arrête pas au bout de quelques jours, lorsque l'on a employé successivement ces liquides en injection de la manière dont nous venons de l'indiquer. Cependant ces moyens peuvent encore échouer; nous conseillons, en dernier lieu, l'usage des injections beaucoup plus astringentes que les précédentes, telles que les solutions de sulfate de zinc, ou d'acétate de plomb, ou de nitrate d'argent cristallisé. Nous ne devons pas dissimuler que ces substances produisent assez souvent des rétrécisse-sements du canal urinaire, qui constituent une affection plus dangereuse que la blennorrhagie.

Nous ne terminerons pas cet article sans avertir le lecteur de se défier des nombreux spécifiques que l'on voit éclore chaque jour contre la maladie qui nous occupe. La plupart de ces médicaments si vantés, sont ou des purgatifs violents qui peuvent bien guérir la blennorrhagie par la révulsion qu'ils déterminent en irritant le canal intestinal; mais qui pour cela même peuvent produire l'inflammation de ce même canal. Le plus souvent ils ne doivent leur propriété qu'au baume de copahu, déguisé de mille manières avec d'autres substances pour en pallier le goût : or nous avons vu que ce médicament n'était pas infaillible, et que d'ailleurs son usage ne pouvait nullement convenir aux estomacs que l'on

appelle faibles, et que nous appelons plus raison-
nablement irrités ou enflammés. Les charlatans qui
promettent de guérir la blennorrhagie dans cinq ou
six jours trompent donc le public, et ils engagent
les simples à user de moyens trop énergiques pour
être applicables à tous les tempéraments, et pour
ne pas compromettre la santé des imprudents qui
s'y confient en aveugles.

L'ulcère primitif connu sous le nom inexact de
chancre, est, de tous les symptômes groupés sous
le titre de maladie vénérienne, celui qui doit être
considéré comme le plus caractéristique : il est dans
le plus grand nombre des cas le résultat de l'inocu-
lation. On pourrait peut-être dire dans tous les cas,
puisque la science ne possède pas encore de fait
bien constaté d'ulcère vénérien développé spontanément chez un sujet sain, et que, malgré tout ce
qu'on a dit, on n'a jamais prouvé que les excès
du coït entre deux individus bien portants,
aient développé chez l'un des deux ou chez tous les
deux des inflammations contagieuses des parties
génitales. Une fois établis, les ulcères vénériens,
quoi qu'on en ait pu dire, n'ont pas d'aspect qui leur
soit particulier, et l'on pourrait montrer au prati-
cien le plus exercé des ulcères bien certainement
vénériens, des ulcères mercuriels et des ulcères
produits artificiellement par un caustique, et le
défier de les reconnaître à la simple vue. Leur
marche est ordinairement peu rapide, et leur durée
moyenne de vingt à vingt-cinq jours. Ils guérissent
très-bien spontanément ou au moyen d'applications
topiques relâchantes, astringentes ou caustiques.
L'application de la pommade d'iodure de potassium

nuit pendant la période inflammatoire ; elle est quelquefois utile quand elle a cessé. Ces ulcères laissent une cicatrice qui reste assez longtemps dure et inégale, à moins qu'il n'y ait eu une perte de substance considérable. Dans ma pratique, les chancres, comme les autres symptômes, sont traités d'une manière rationnelle. Nous faisons appliquer des sangsues aux environs de ceux qui sont très-enflammés ; on s'est assez bien trouvé d'en appliquer sur les chancres eux-mêmes : un dégorgement rapide et salutaire succède presque toujours à cette petite opération, que je n'ai fait pratiquer qu'un petit nombre de fois. Les soins ultérieurs consistent dans l'apposition sur les surfaces malades de charpie imbibée d'une décoction émolliente et narcotique, ou même de charpie sèche quand la cicatrisation commence à s'opérer. Les corps gras sont généralement bannis de ces pansements, et ils sont considérés comme plus nuisibles qu'avantageux. Quand il se présente des chancres peu inflammatoires dès leur début, ou qui, après avoir été fort enflammés, ont cessé de l'être, on emploie avec beaucoup d'avantage des cautérisations superficielles et réitérées au moyen du nitrate d'argent. Je n'ai jamais observé d'accident à la suite de cette pratique, à laquelle plusieurs médecins reprochent d'en produire. Il y a lieu de penser que la différence des résultats dépend de ce qu'ils ont cautérisé les chancres pendant l'état aigu de l'inflammation.

Les végétations sont un phénomène à peu près exclusif à la maladie vénérienne ; elles se présentent tantôt comme symptôme unique, tantôt comme symptôme concomitant ou consécutif à d'autres

altérations. Elles se développent quelquefois avec
une rapidité et une exubérance vraiment singulière.
Elles sont beaucoup plus communes chez les femmes que chez les hommes. Je pense qu'il est assez
difficile d'en expliquer l'origine ; mais j'ai observé
plusieurs cas où elles semblaient dépendre de l'irritation des parties, car on les voit naître sur la cicatrice des chancres, augmenter beaucoup et devenir
quelquefois plus opiniâtres, et repulluler plus vite
sous l'influence d'un traitement local existant. Le
traitement des végétations est semblable à celui des
autres symptômes. Quand elles sont peu considéra-
bles, les soins de propreté, quelques saignées
locales faites à l'entour, des applications émollientes
et faiblement astringentes d'abord, puis plus énergiques, et même la cautérisation, suffisent pour les
faire disparaître. Celles qui sont isolées et pédiculées
peuvent être attaquées par la ligature. L'excision
est la seule méthode à employer pour celles qui sont
volumineuses, dures, et qui sont le siége d'une
suppuration abondante et fétide : en agir autrement,
serait prolonger le traitement d'une manière indé-
finie. On pratique cette opération avec des ciseaux
courbes, avec lesquels on a soin d'emporter non-
seulement la végétation, mais encore la portion de
tégumens qui lui donne naissance, faute de quoi
on la voit repulluler. Les plaies qui résultent de
cette opération guérissent rapidement.

Les phlegmasies des ganglions inguinaux, con-
nues sous le nom de bubons, sont un des symptômes
les plus communs, surtout chez les hommes, chez
lesquels ils présentent généralement plus de gravité
que chez les femmes. Les bubons qui surviennent

consécutivement aux chancres, ne sont pas en
raison directe de l'intensité de l'inflammation dont
ceux-ci sont le siége ; on voit au contraire des malades, dont les parties génitales sont couvertes de
chancres éminemment inflammatoires, être exempts
de bubons, tandis que d'autres ayant un seul
chancre peu douloureux, voient leurs glandes ingui-
nales s'engorger d'une manière très-intense. Il y
a des bubons qui ne sont pas liés à la présence
des symptômes vénériens primitifs ; ce sont ceux
que l'on nomme bubons d'emblée. Mais il ne paraît
pas que ces sortes de bubons soient vénériens, et
il paraît singulier qu'un bubon inguinal, qui n'a été
précédé d'aucun symptôme syphilitique, fasse naître
l'idée d'une infection vénérienne, tandis qu'on
n'a jamais attribué cette origine à l'inflammation
spontanée des glandes axillaires. Il serait curieux
de rechercher si, dans le cas où ces bubons douteux
ont été suivis de symptômes consécutifs plus ou
moins graves, ces symptômes n'ont pas dépendu
de la méthode curative employée.

Les bubons qui se présentent avec des symptômes inflammatoires sont ordinairement attaqués
par la saignée, soit générale, soit locale. Cette
dernière est fort utile : vingt-cinq à trente sangsues,
placées autour d'un bubon très-volumineux, l'ont
souvent fait avorter ; les cataplasmes émollients
suffisent alors pour achever la résolution, qui
s'obtient à peu près dans le tiers des cas. Nous
ouvrons au plutôt le foyer purulent, et tâchons,
par les sangsues et les résolutifs, de faire fondre
les ganglions engorgés. Quelquefois la douleur, la
rougeur et les autres signes d'inflammation aiguë

cessent, mais la tumeur et la dureté subsistent. C'est alors que nous faisons faire les frictions avec la pommade d'hydriodate de potasse et de proto-iodure de mercure. L'action de ces deux pommades s'est montrée assez satisfaisante, mais peu rapide.

Il survient quelquefois un accident qui entrave la guérison, et rend nécessaire une opération douloureuse. Cet accident consiste dans le décollement de la peau après l'ouverture spontanée ou artificielle des bubons. On n'en vient cependant à la rescision des bords calleux de l'ouverture qu'après avoir employé les autres moyens, tels que les contre-ouvertures, les setons passés dans les trajets fistuleux, la compression, et en avoir reconnu l'inefficacité.

Il suffit de lire sans prévention, et d'une manière attentive les auteurs qui ont traité des affections vénériennes, pour se convaincre que, pour la plupart, ils ont reçu de confiance une doctrine toute faite, et qu'ils ne se sont pas même occupés de donner une description exacte des phénomènes qui se sont présentés à eux. Les mots de bubons, pustules, vésicules, éruptions, etc., etc., employés les uns pour les autres, des affections complexes décrites comme des maladies simples, jettent dans ce sujet une grande confusion. Elle se trouve encore augmentée par l'introduction, dans le domaine de la syphilis, d'une foule d'affections qui lui sont étrangères, et dont on croyait que ce protée pouvait revêtir les formes. Telle est en effet, à cet égard, la prévention, que toute éruption cutanée qui se présente chez un vénérien, est regardée comme une dépendance directe, tandis que très-souvent

c'est une simple coïncidence. Sous le nom de pustules étaient confondues presque toutes les maladies
de la peau communément attribuées à la syphilis.
De toutes ces affections, la plus commune, sans
contredit, est celle qu'on connaît sous le nom de
pustuleuse muqueuse. Les plaques muqueuses se
montrent tantôt primitives, tantôt comme symptôme consécutif ; elles se développent sur la peau et
sur les membranes muqueuses, et sont incompara-
blement plus fréquentes chez les femmes que chez
les hommes. On observe une assez grande différence
dans leur aspect, suivant le siége qu'elles occupent ;
en effet, à la peau, elles offrent des élevures solides
aplaties, ordinairement indolentes, accompagnées
d'une démangeaison supportable. Il se fait à leur
surface une desquammation qui se renouvelle plus
ou moins longtemps, et quelquefois une pustule
développée à leur sommet y détermine une ulcération qui se recouvre d'une croûte. Aux membranes
muqueuses, au contraire, on voit une tuméfaction
peu considérable avec soulèvement de l'épithemium,
par une matière blanche et pultacée. Plus tard cette
couche couenneuse se détache et laisse un ulcère
superficiel. La forme de ces plaques offre beaucoup
d'analogie avec celles du muguet. Le traitement de
cette affection n'a rien de spécial ; les applications
adoucissantes y réussissent bien, quand elle est
accompagnée de symptômes inflammatoires. Quand
elles occupent la face interne de la bouche, un
gargarisme alumineux produit de bons effets.

℞ Décoction de rose de provins....... 192 gram.
    Alun......................... 4
    Miel rosat................... 64

Nous employons depuis quelque temps avec beaucoup de succès la cautérisation avec la solution de
nitrate d'argent.

Les pustules vénériennes se montrent sous la
forme d'une tumeur saillante, dure, d'un rouge
violacé, surmontée d'une vésicule, à la rupture de
laquelle succède une ulcération superficielle arron-
die qui se recouvre d'une croûte adhérente, d'un
jaune brunâtre ; ce sont celles qui ont reçu le nom
de pustules croûteuses. Nous ne parlerons pas des
pustules galeuses et autres, qui sont tout sim-
plement des complications, et non pas des éléments
de la syphilis.

On appelle roséole syphilitique des taches rosées,
sans saillie, développées sur toute la surface de la
peau, tour à tour plus pâles et plus foncées en
couleur, et sans aucune espèce de douleur et de
démangeaison, comme aussi sans mouvement fébrile.
Nous croyons que cette affection n'est pas caractéristique de la syphilis, et qu'elle peut être produite
par l'usage des sudorifiques. Elle n'exige pas de
traitement particulier, s'efface à la longue, sans
qu'on voie aucune médication en abréger sensi-
blement la durée.

Les tubercules syphilitiques se montrent chez les
malades atteints d'affections anciennes, et souvent
exaspérées par des traitements mercuriels, géné-
raux et locaux, multipliés et mal dirigés. Il est plus
ordinaire de voir les ulcères qui leur succèdent
prendre un meilleur aspect, et se cicatriser sous
l'influence des sudorifiques ; presque toujours les
mercuriaux les aggravent.

La couleur violacée des auréoles qui entourent

les pustules syphilitiques ou réputées telles, et la teinte cuivreuse des taches qui leur succèdent ou qui se développent spontanément, sont loin d'être aussi caractéristiques que le prétendent les auteurs, et c'est une grande légèreté que de se décider, d'après un indice aussi vague, à entreprendre un traitement mercuriel.

La couleur des taches n'est pas plus que la forme des ulcères un signe d'affection syphilitique, puisqu'elle se trouve dans des maladies qui lui sont tout-à-fait étrangères, et l'efficacité même des préparations mercurielles ne doit plus être considérée comme la pierre de touche propre à relever l'existence de la vérole, s'il est démontré que des maladies vraiment vénériennes guérissent sans mercure, que ce remède échoue souvent contre les syphilis les moins équivoques, et améliore des affections qu'il est impossible de rapporter à la vérole. Les exemples de ce genre sont très-nombreux.

Si l'on se montrait peu réservé sur l'emploi du mercure dans des affections légères et douteuses, à plus forte raison les prodiguait-on contre les affections opiniâtres, telles que certaines dartres auxquelles on supposait une origine vénérienne. On en a d'autant plus abusé que, comme dans la plupart des cas il augmentait les accidents, la prévention s'abusant sur la nature du mal, attribuait à l'insuffisance du remède ce qui était la preuve de sa trop grande activité, et croyait devoir insister sur son administration. Dira-t-on que ces affections ne sont pas vénériennes, parce qu'elles résistent au mercure, et qu'elles guérissent par d'autres moyens? Ou bien conviendra-t-on que des affections véritablement syphilitiques peuvent guérir complétement sous l'influence de médications qui n'ont rien de spécifique, et être aggravées par le remède sans lequel on ne saurait rien faire contre les maladies vénériennes, qui en est la pierre de touche ? C'est à quoi devront répondre d'une manière satisfaisante les partisans de l'ancienne doctrine.

La même question pourrait leur être adressée relativement aux affections des os qui se présentent fréquemment chez les sujets ayant fait plusieurs traitements mercuriels, et qui sont presque toujours exaspérés par l'usage du mercure, tandis qu'on voit les sudorifiques être suivis des plus heureux résultats. Elle serait également à faire pour les ulcères du voile du palais, et des parois du pharynx, dans lesquels on peut faire la même observation. L'occasion s'est présentée souvent dans les hôpitaux vénériens, de vérifier cette assertion, que le traitement mercuriel, s'il peut être quelquefois employé avec avantage, ne doit pas être considéré comme spécifique, c'est-à-dire, comme capable d'aller attaquer directement et neutraliser le virus, quelles que soient d'ailleurs les conditions organiques de l'individu.

Parmi les accidents que paraît produire le mercure, il en est un assez remarquable, c'est l'amaurose, ou goutte sereine. Nous considérons ce phénomène comme une conséquence de l'abus des mercuriaux ; on a vu, en effet, des personnes chez qui une amaurose était survenue pendant un traitement mercuriel, guérir sous l'influence d'un traitement insignifiant, et par la seule suppression du mercure.

En résumé : le traitement émollient convient généralement dans le traitement des symptômes primitifs de la syphilis, conjointement avec la saignée locale ou générale dans certains cas ; les bains, le repos, l'ouverture des bubons s'il y a suppuration, la cautérisation des chancres, lorsque l'inflammation est abattue, ou lorsqu'ils sont tout à fait à leur début ; le baume de copahu dans la blennorrhagie chronique, des injections astringentes, ou chlorure de soude dans le même cas, surtout chez les femmes. Il faut bien que les malades sachent que les écarts de régime, les boissons stimulantes, la danse, la course, l'équitation et tous les exercices violents, le coït ou la masturbation sont un très-grand obstacle à la guérison, et qu'une seule, à plus forte raison plusieurs de ces causes, peuvent prolonger la maladie indéfiniment. Après la guérison des symptômes inflammatoires, plusieurs médecins ont l'habitude d'administrer le mercure dans le but de prévenir la récidive, et d'empêcher les symptômes consécutifs : on vient de voir que l'administration de ce métal était aussi souvent suivie d'accidents que sa non administration ; d'où l'on doit conclure qu'on devrait s'en abstenir, et c'est notre opinion, ainsi que celle d'un grand nombre de praticiens.

La syphilis consécutive ou constitutionnelle guérit très-souvent, ainsi qu'on l'a également vu, par la seule administration des sudorifiques, et sans aucun traitement mercuriel. Il y a plus, lorsque les individus ont fait abus du mercure, et qu'ils ont eu recours à ce médicament, même pour attaquer les symptômes primitifs, il suffit très-souvent d'en

suspendre l'emploi pour voir l'état du malade s'amé-
liorer promptement. C'est que dans un grand nombre de cas les accidents que l'on croyait vénériens
étaient déterminés par le mercure, et que l'on
devrait alors plutôt donner à l'ensemble de ces
symptômes le nom de maladie mercurielle que celui
de maladie vénérienne. Cette amélioration sera
d'autant plus sensible que la guérison sera secondée
par une température douce et même chaude, les
bains tièdes, surtout les bains sulfureux, et par
l'usage de certaines préparations sudorifiques. Il est
certain, en effet, que, toutes choses égales d'ailleurs, les symptômes syphilitiques se dissipent beaucoup plus promptement en été qu'en hiver, et
dans les climats chauds que dans les pays froids, où
cette maladie est généralement très-opiniâtre, sans
doute parce qu'il est difficile dans ces pays, et dans
tous durant les saisons froides, de donner à la peau
l'activité convenable. Malgré ces observations géné-
rales, nous ne croyons pas qu'il faille toujours et
entièrement exclure les préparations mercurielles du
traitement de la syphilis constitutionnelle ou des
affections réputées pour telles. Les cas où l'on doit
en tenter l'administration sont ceux où la syphilis
serait survenue, quoique le mercure n'eût pas été
employé préalablement, car alors on ne peut pas
regarder les symptômes que l'on observe comme
le résultat d'un traitement mercuriel. Mais l'administration de ce médicament doit être faite avec
beaucoup de précaution, et l'on doit surtout éviter
de le donner à des doses élevées, faute de quoi il
déterminerait bientôt divers accidents, tels que la
salivation, le gonflement des gencives, l'inflamma-

tion et l'ulcération des amygdales, des douleurs ostéocopes, et tout le cortége des symptômes qu'on a longtemps pris à tort pour la maladie vénérienne elle-même. Nous croyons que, dans tous les cas, on peut retrancher les frictions mercurielles et les remplacer par une dissolution de proto-chlorure de mercure dans l'eau distillée.

℞ Proto-chlorure de mercure........ 40 centigr.
 Eau distillée................... 1 litre.

On associe ordinairement cette liqueur au sirop sudorifique de salsepareille et de gaïac. La dose est de 32 grammes de liqueur et de 16 grammes de sirop, en deux prises par jour, pendant un espace de temps plus ou moins long, mais communément pendant de trente à soixante jours. Le mélange du sirop et de la liqueur ne doit se faire qu'au moment de l'administrer, pour éviter la décomposition du sublimé; on donne en même temps la tisane sudorifique. On doit suspendre l'emploi de ce médicament, lorsqu'il survient des signes d'irritation d'estomac. Mais lorsque la maladie vénérienne constitutionnelle s'est développée à la suite de l'emploi du mercure, ou bien qu'elle a persisté malgré l'usage de ce médicament, il faut absolument en suspendre l'administration et la remplacer exclusivement par celle des sudorifiques. Cependant l'emploi de ces derniers exige quelques précautions que nous allons indiquer.

On peut rapporter aux suivants les cas où il est raisonnable d'administrer la salsepareille ou autres sudorifiques. Il faut d'abord que le canal intestinal soit en bon état, et qu'il ne soit surtout le siége d'aucune irritation un peu vive, ce qui contre-indiquerait l'emploi de ce remède, à plus forte raison du mercure. On administre donc la salsepareille, 1.º quand on a des doutes sur le caractère vénérien de la maladie, et l'on a vu combien il était facile d'en confondre les symptômes avec d'autres affections ; 2.º quand la personne est affectée de vérole et de scorbut en même temps ; cette dernière affection s'opposant entièrement au traitement mercuriel ; 3.º lorsque le mercure produit la salivation ; 4.º lorsque la maladie vénérienne est compliquée d'une affection scrofuleuse ; 5.º toutes les fois que la maladie vénérienne est passée à l'état chronique, c'est-à-dire quand elle est invétérée, et surtout quand elle étend ses ravages sur toute l'économie; 6.º dans tous les cas où la maladie a résisté au traitement mercuriel. Enfin il est généralement prudent, dans tous les cas sans exception, d'employer les sudorifiques, sauf à essayer plus tard l'emploi des préparations mercurielles, si le premier traitement, prolongé pendant un ou deux mois, venait à échouer.

En cas d'irritation du canal alimentaire, on doit toujours commencer par préparer le malade au moyen d'un traitement antiphlogistique, qui se compose de boissons émollientes, d'une nourriture très-peu abondante et du repos. Il est même bon, dans tous les cas, d'essayer le traitement antiphlogistique avant tout autre, parce qu'il n'est pas rare de voir tous les phénomènes vénériens se dissiper pendant son emploi; et lors même que ce traitement ne produirait pas une cure radicale, ce que nous n'accordons pas, le succès du trai-

tement antivénérien est toujours beaucoup plus
certain.

CONCLUSION.

En résumant dans cet opuscule de l'origine, des
phénomènes, des causes et du traitement de la
syphilis, nous n'avons pas eu la prétention d'inno-
ver. Cette maladie a été diversement et profondément
étudiée par les plus illustres médecins de nos jours,
qui l'ont développée dans des traités plus ou moins
longs, mais généralement trop scientifiques, pour
être compris par la généralité; analysant leur doctrine et consultant notre propre expérience, nous
avons essayé de faire un exposé succinct de cette
maladie, avec la clarté et la simplicité qui nous ont
paru nécessaires pour en faire connaître la marche
et les effets aux gens du monde dénués de toute
connaissance médicale. Quand on fait de la science
à la portée de tous, on ne peut guère être élégant,
mais on peut être utile : c'est là notre but.

En conséquence, nous ne voulons pas seulement
faire connaître à nos lecteurs une maladie qui, par
son invasion et ses funestes conséquences, est un
des fléaux les plus redoutables pour l'humanité; et
puis indiquer les moyens de remédier aux coups
que porte ce terrible ennemi quand on en est at-
teint. Mais nous avons tâché de résoudre un pro-
blème plus essentiel encore, celui de prévenir ses
atteintes. Plusieurs nous ont précédés dans cette
recherche; leurs efforts ont été infructueux; nous
avons été plus heureux dans notre persévérance, et
nous donnons, en toute confiance, à nos lecteurs,

la formule d'un préservatif contre la syphilis que
nous avons découvert, et dont l'expérience nous
garantit l'efficacité (la découverte du virus vaccin
fut mille fois plus féconde en heureux effets que
tous les traitements émis contre la petite vérole).

Extrait de seconde écorce de chêne...	10 décagr.
Eau distillée de feuilles de noyer.....	1 kilo.
Dissolvez et ajoutez chlorure de chaux.	32 gram.

Emploi. — Les femmes se l'administrent avec la
seringue de propreté ; les hommes se lavent simple-
ment avec cette préparation, comme ils le feraient
avec tout autre liquide.

Terminons en exprimant combien il serait à dési-
rer que l'on fît usage de la lotion précitée, particu-
lièrement dans les maisons où sont les femmes sus-
pectes ; il serait du plus impérieux devoir pour les
magistrats préposés à la police médicale d'en ordon-
ner l'emploi dans les établissements publics ; ce serait de plus un moyen de prévenir le plus possible
les effets de la syphilis, et de la rayer en quelque
sorte du catalogue des maladies humaines, se rap-
pelant bien que la découverte et l'emploi du virus
vaccin détruisit en un jour une maladie que pendant
des siècles des traitements de toute espèce avaient à
peine palliée !

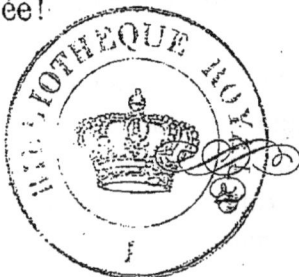

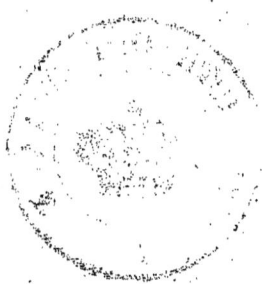

www.ingramcontent.com/pod-product-compliance
Lightning Source LLC
Chambersburg PA
CBHW060503210326
41520CB00015B/4081